This Book Belongs To:

_____

_____

In Case Of Emergency Contact:

_____

_____

Doctors Information:

_____

_____

_____

Medic Alert Information:

Condition:_____

_____

Blood Type:_____

Allergies:_____

_____

_____

Notes

Week of:

WEEKLY MEDICINE TRACKER

MEDICINE	S	M	T	W	TH	F	S
_____	○	○	○	○	○	○	○
_____	○	○	○	○	○	○	○
_____	○	○	○	○	○	○	○
_____	○	○	○	○	○	○	○
_____	○	○	○	○	○	○	○
_____	○	○	○	○	○	○	○
_____	○	○	○	○	○	○	○
_____	○	○	○	○	○	○	○
_____	○	○	○	○	○	○	○
_____	○	○	○	○	○	○	○
_____	○	○	○	○	○	○	○
_____	○	○	○	○	○	○	○

SPECIAL NOTES:

Notes

Healthy Habit Tracker

Day														
1														
2														
3														
4														
5														
6														
7														
8														
9														
10														
11														
12														
13														
14														
15														
16														
17														
18														
19														
20														
21														
22														
23														
24														
25														
26														
27														
28														
29														
30														
31														

Notes

Weekly Meal Planner

	Breakfast	Lunch	Dinner
Monday			
Tuesday			
Wednesday			
Thursday			
Friday			
Saturday			

Weekly Grocery Shopping List

Weekly Servings Tracker

Eat Your Fruit

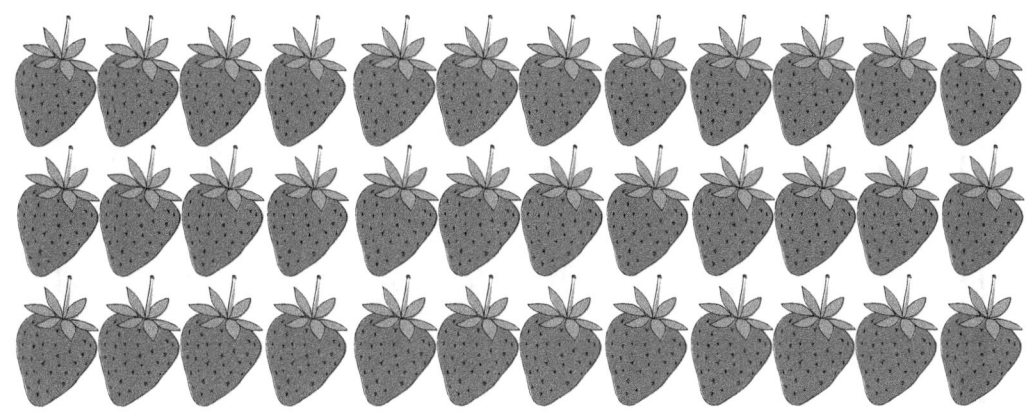

Eat Your Veggies

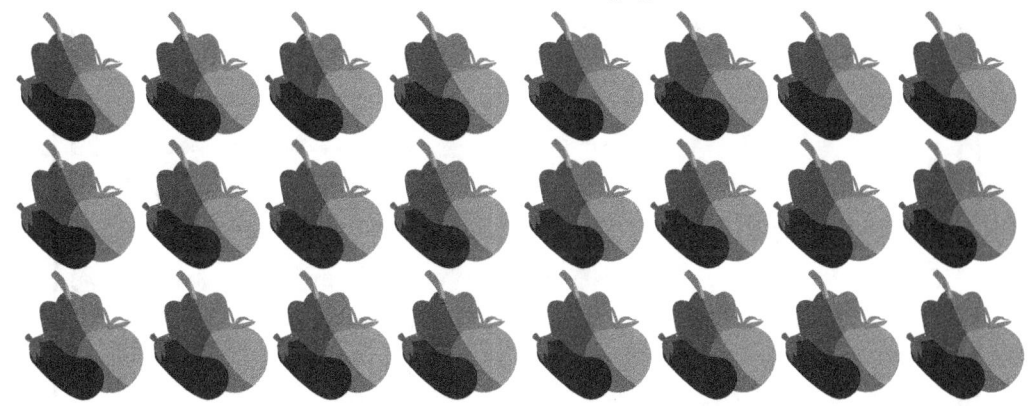

Drink Your Water

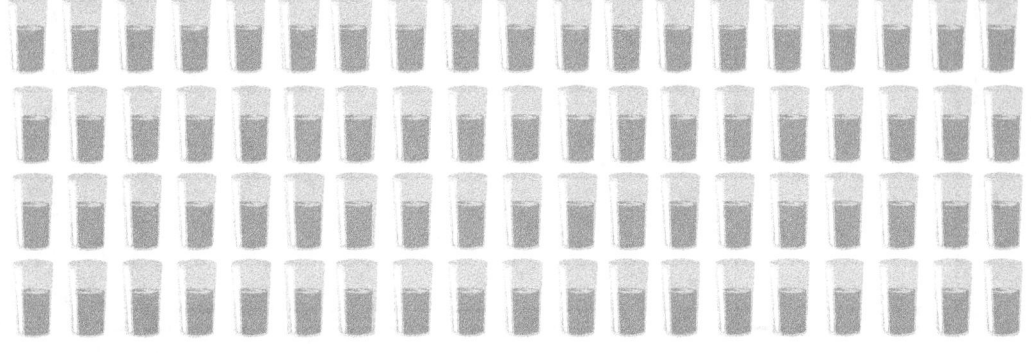

Notes

__/ __/ ___

Daily Meal Tracker

Fasting Blood Glucose_____

Breakfast

Blood Glucose____   Insulin Dose____

Lunch

Blood Glucose____   Insulin Dose____

Dinner

Blood Glucose____   Insulin Dose____

Snack

Blood Glucose____   Insulin Dose____

___/___/___

Daily Meal Tracker

Fasting Blood Glucose_____

Breakfast

Blood Glucose_____   Insulin Dose_____

Lunch

Blood Glucose_____   Insulin Dose_____

Dinner

Blood Glucose_____   Insulin Dose_____

Snack

Blood Glucose_____   Insulin Dose_____

___/___/_____

Daily Meal Tracker

Fasting Blood Glucose_____

Breakfast

Blood Glucose_____   Insulin Dose_____

Lunch

Blood Glucose_____   Insulin Dose_____

Dinner

Blood Glucose_____   Insulin Dose_____

Snack

Blood Glucose_____   Insulin Dose_____

__/__/___

Daily Meal Tracker

Fasting Blood Glucose_____

Breakfast

Blood Glucose____   Insulin Dose____

Lunch

Blood Glucose____   Insulin Dose____

Dinner

Blood Glucose____   Insulin Dose____

Snack

Blood Glucose____   Insulin Dose____

__ / __ / ____

Daily Meal Tracker

Fasting Blood Glucose_____

Breakfast

Blood Glucose____   Insulin Dose____

Lunch

Blood Glucose____   Insulin Dose____

Dinner

Blood Glucose____   Insulin Dose____

Snack

Blood Glucose____   Insulin Dose____

___/___/___   # Daily Meal Tracker

Fasting Blood Glucose_____

Breakfast

Blood Glucose_____   Insulin Dose_____

Lunch

Blood Glucose_____   Insulin Dose_____

Dinner

Blood Glucose_____   Insulin Dose_____

Snack

Blood Glucose_____   Insulin Dose_____

__/__/___

Daily Meal Tracker

Fasting Blood Glucose____

Breakfast

Blood Glucose____   Insulin Dose____

Lunch

Blood Glucose____   Insulin Dose____

Dinner

Blood Glucose____   Insulin Dose____

Snack

Blood Glucose____   Insulin Dose____

Notes

Week of:

WEEKLY MEDICINE TRACKER

MEDICINE	S	M	T	W	TH	F	S
_____	○	○	○	○	○	○	○
_____	○	○	○	○	○	○	○
_____	○	○	○	○	○	○	○
_____	○	○	○	○	○	○	○
_____	○	○	○	○	○	○	○
_____	○	○	○	○	○	○	○
_____	○	○	○	○	○	○	○
_____	○	○	○	○	○	○	○
_____	○	○	○	○	○	○	○
_____	○	○	○	○	○	○	○
_____	○	○	○	○	○	○	○
_____	○	○	○	○	○	○	○

SPECIAL NOTES:

Notes

Weekly Meal Planner

	Breakfast	Lunch	Dinner
Monday			
Tuesday			
Wednesday			
Thursday			
Friday			
Saturday			

Weekly Grocery Shopping List

Weekly Servings Tracker

Eat Your Fruit

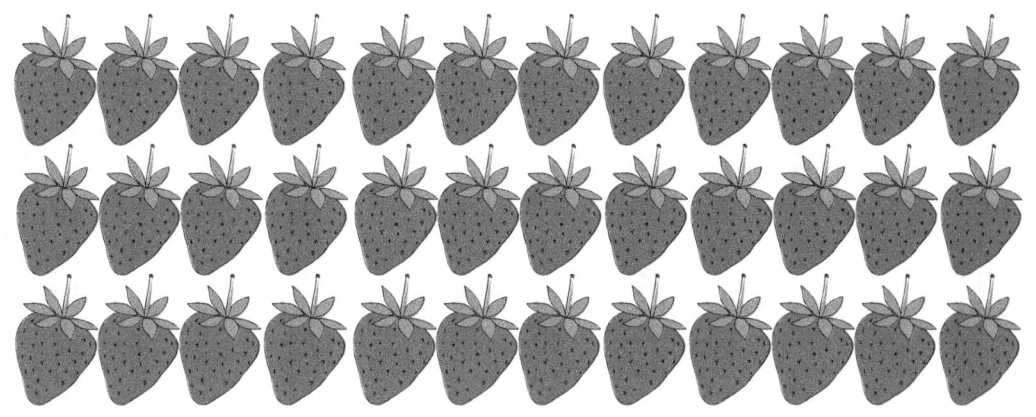

Eat Your Veggies

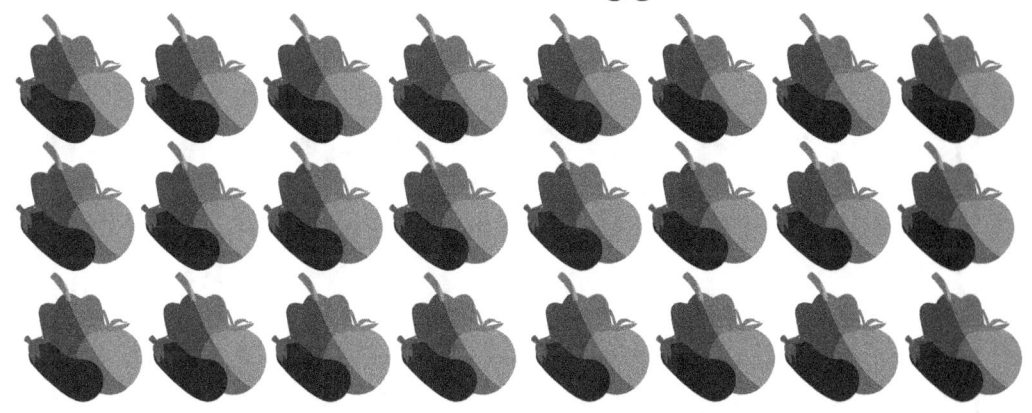

Drink Your Water

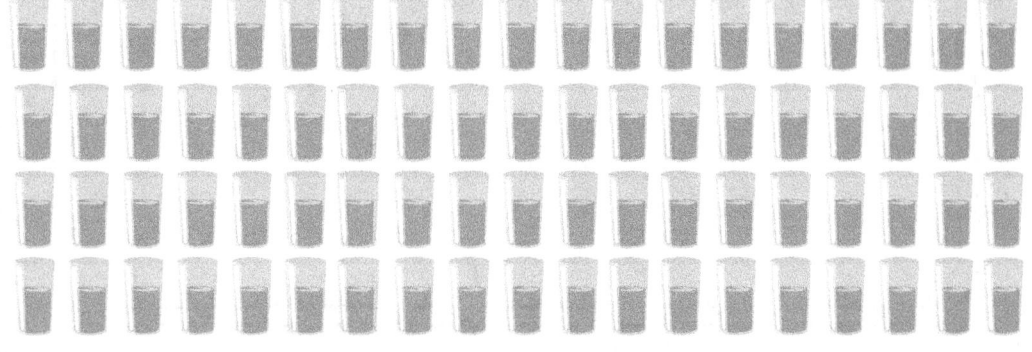

Notes

___/___/___   # Daily Meal Tracker

Fasting Blood Glucose_____

Breakfast

Blood Glucose____   Insulin Dose____

Lunch

Blood Glucose____   Insulin Dose____

Dinner

Blood Glucose____   Insulin Dose____

Snack

Blood Glucose____   Insulin Dose____

___/___/___   # Daily Meal Tracker
Fasting Blood Glucose_____

Breakfast

Blood Glucose____   Insulin Dose____

Lunch

Blood Glucose____   Insulin Dose____

Dinner

Blood Glucose____   Insulin Dose____

Snack

Blood Glucose____   Insulin Dose____

___/___/___ # Daily Meal Tracker

Fasting Blood Glucose_____

Breakfast

Blood Glucose_____   Insulin Dose_____

Lunch

Blood Glucose_____   Insulin Dose_____

Dinner

Blood Glucose_____   Insulin Dose_____

Snack

Blood Glucose_____   Insulin Dose_____

___/___/____   # Daily Meal Tracker

Fasting Blood Glucose_____

Breakfast

Blood Glucose____   Insulin Dose____

Lunch

Blood Glucose____   Insulin Dose____

Dinner

Blood Glucose____   Insulin Dose____

Snack

Blood Glucose____   Insulin Dose____

___/___/____

Daily Meal Tracker

Fasting Blood Glucose_____

Breakfast

Blood Glucose____   Insulin Dose____

Lunch

Blood Glucose____   Insulin Dose____

Dinner

Blood Glucose____   Insulin Dose____

Snack

Blood Glucose____   Insulin Dose____

___/___/___   # Daily Meal Tracker

Fasting Blood Glucose_____

Breakfast

Blood Glucose____   Insulin Dose____

Lunch

Blood Glucose____   Insulin Dose____

Dinner

Blood Glucose____   Insulin Dose____

Snack

Blood Glucose____   Insulin Dose____

___/___/____   # Daily Meal Tracker

Fasting Blood Glucose_____

Breakfast

Blood Glucose_____   Insulin Dose_____

Lunch

Blood Glucose_____   Insulin Dose_____

Dinner

Blood Glucose_____   Insulin Dose_____

Snack

Blood Glucose_____   Insulin Dose_____

Notes

Week of:

WEEKLY MEDICINE TRACKER

MEDICINE	S	M	T	W	TH	F	S
_____	◯	◯	◯	◯	◯	◯	◯
_____	◯	◯	◯	◯	◯	◯	◯
_____	◯	◯	◯	◯	◯	◯	◯
_____	◯	◯	◯	◯	◯	◯	◯
_____	◯	◯	◯	◯	◯	◯	◯
_____	◯	◯	◯	◯	◯	◯	◯
_____	◯	◯	◯	◯	◯	◯	◯
_____	◯	◯	◯	◯	◯	◯	◯
_____	◯	◯	◯	◯	◯	◯	◯
_____	◯	◯	◯	◯	◯	◯	◯
_____	◯	◯	◯	◯	◯	◯	◯
_____	◯	◯	◯	◯	◯	◯	◯

SPECIAL NOTES:

Notes

Weekly Meal Planner

	Breakfast	Lunch	Dinner
Monday			
Tuesday			
Wednesday			
Thursday			
Friday			
Saturday			

Weekly Grocery Shopping List

_____	_____
_____	_____
_____	_____
_____	_____
_____	_____
_____	_____
_____	_____
_____	_____
_____	_____
_____	_____
_____	_____
_____	_____
_____	_____
_____	_____
_____	_____
_____	_____
_____	_____
_____	_____

Weekly Servings Tracker

Eat Your Fruit

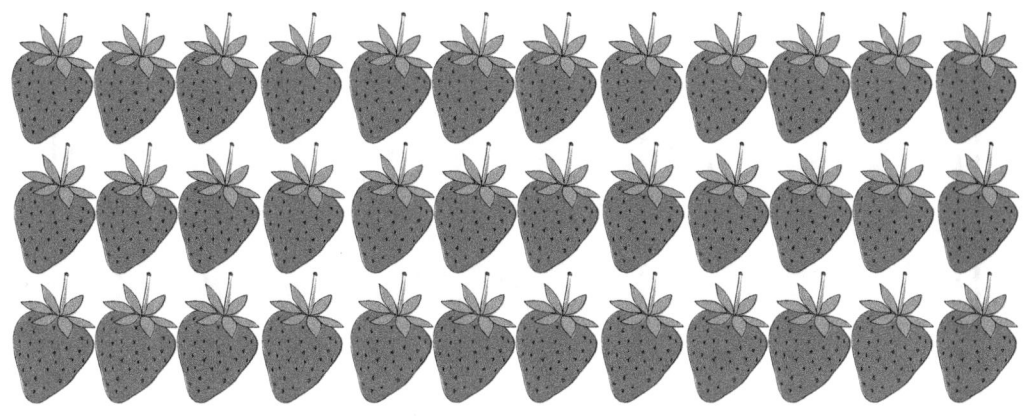

Eat Your Veggies

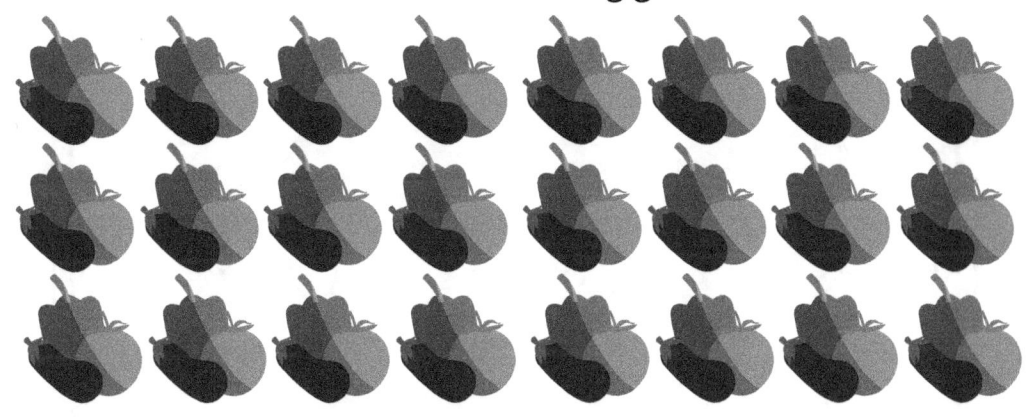

Drink Your Water

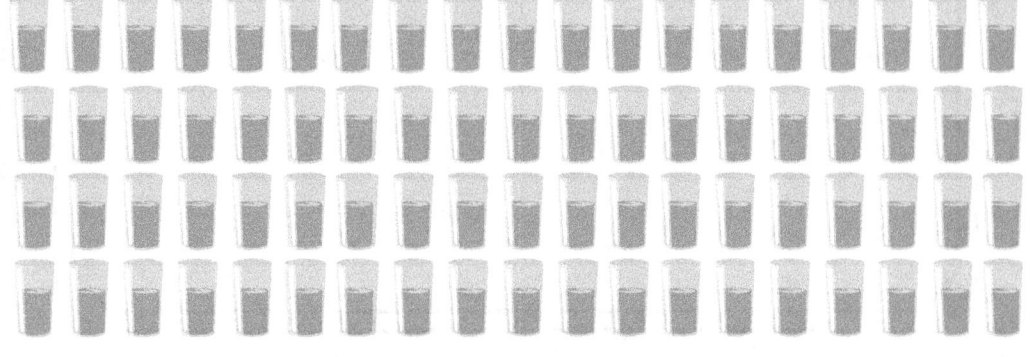

Notes

___/___/___

Daily Meal Tracker

Fasting Blood Glucose_____

Breakfast

Blood Glucose_____   Insulin Dose_____

Lunch

Blood Glucose_____   Insulin Dose_____

Dinner

Blood Glucose_____   Insulin Dose_____

Snack

Blood Glucose_____   Insulin Dose_____

___/___/____ # Daily Meal Tracker

Fasting Blood Glucose_____

Breakfast

Blood Glucose____   Insulin Dose____

Lunch

Blood Glucose____   Insulin Dose____

Dinner

Blood Glucose____   Insulin Dose____

Snack

Blood Glucose____   Insulin Dose____

___/___/___ # Daily Meal Tracker

Fasting Blood Glucose_____

Breakfast

Blood Glucose_____   Insulin Dose_____

Lunch

Blood Glucose_____   Insulin Dose_____

Dinner

Blood Glucose_____   Insulin Dose_____

Snack

Blood Glucose_____   Insulin Dose_____

___/___/___   # Daily Meal Tracker

Fasting Blood Glucose_____

Breakfast

Blood Glucose____   Insulin Dose____

Lunch

Blood Glucose____   Insulin Dose____

Dinner

Blood Glucose____   Insulin Dose____

Snack

Blood Glucose____   Insulin Dose____

___/___/___   # Daily Meal Tracker

Fasting Blood Glucose_____

Breakfast

Blood Glucose_____   Insulin Dose_____

Lunch

Blood Glucose_____   Insulin Dose_____

Dinner

Blood Glucose_____   Insulin Dose_____

Snack

Blood Glucose_____   Insulin Dose_____

___/___/___

Daily Meal Tracker

Fasting Blood Glucose_____

Breakfast

Blood Glucose_____   Insulin Dose_____

Lunch

Blood Glucose_____   Insulin Dose_____

Dinner

Blood Glucose_____   Insulin Dose_____

Snack

Blood Glucose_____   Insulin Dose_____

__/__/___

Daily Meal Tracker

Fasting Blood Glucose_____

Breakfast

Blood Glucose____   Insulin Dose____

Lunch

Blood Glucose____   Insulin Dose____

Dinner

Blood Glucose____   Insulin Dose____

Snack

Blood Glucose____   Insulin Dose____

Notes

Week of:

WEEKLY MEDICINE TRACKER

MEDICINE	S	M	T	W	TH	F	S
_____	○	○	○	○	○	○	○
_____	○	○	○	○	○	○	○
_____	○	○	○	○	○	○	○
_____	○	○	○	○	○	○	○
_____	○	○	○	○	○	○	○
_____	○	○	○	○	○	○	○
_____	○	○	○	○	○	○	○
_____	○	○	○	○	○	○	○
_____	○	○	○	○	○	○	○
_____	○	○	○	○	○	○	○
_____	○	○	○	○	○	○	○
_____	○	○	○	○	○	○	○

SPECIAL NOTES:

Notes

Weekly Meal Planner

	Breakfast	Lunch	Dinner
Monday			
Tuesday			
Wednesday			
Thursday			
Friday			
Saturday			

Weekly Grocery Shopping List

Weekly Servings Tracker

Eat Your Fruit

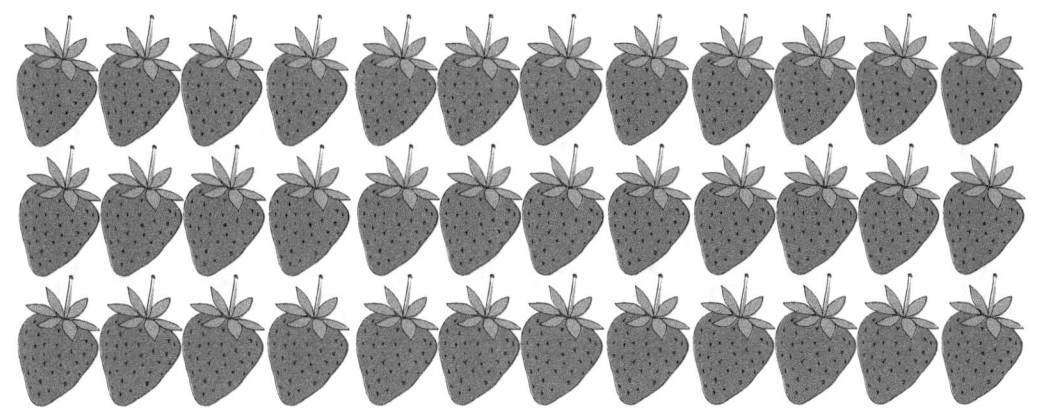

Eat Your Veggies

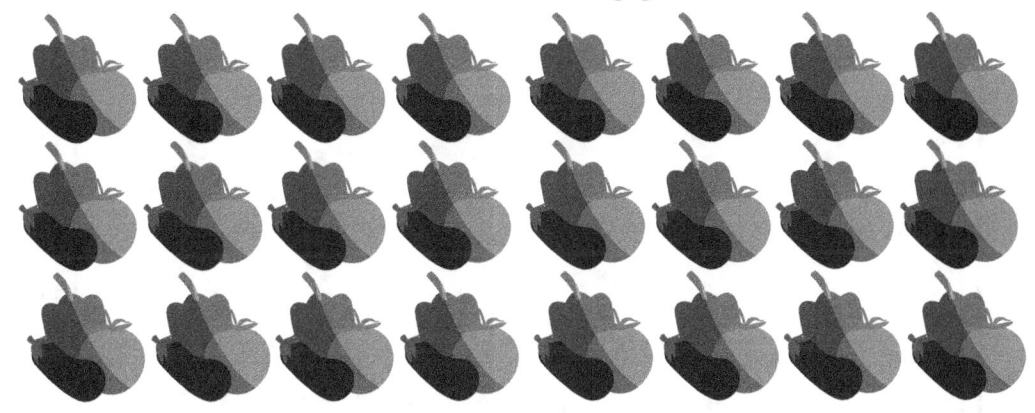

Drink Your Water

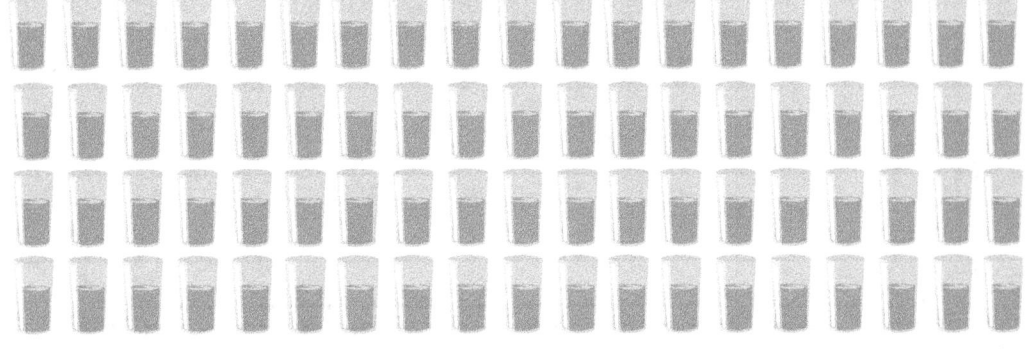

Notes

__/ __/ ____ # Daily Meal Tracker

Fasting Blood Glucose_____

Breakfast

Blood Glucose____   Insulin Dose____

Lunch

Blood Glucose____   Insulin Dose____

Dinner

Blood Glucose____   Insulin Dose____

Snack

Blood Glucose____   Insulin Dose____

___/___/___ # Daily Meal Tracker

Fasting Blood Glucose_____

Breakfast

Blood Glucose_____   Insulin Dose_____

Lunch

Blood Glucose_____   Insulin Dose_____

Dinner

Blood Glucose_____   Insulin Dose_____

Snack

Blood Glucose_____   Insulin Dose_____

___/___/___   # Daily Meal Tracker

Fasting Blood Glucose_____

Breakfast

Blood Glucose_____   Insulin Dose_____

Lunch

Blood Glucose_____   Insulin Dose_____

Dinner

Blood Glucose_____   Insulin Dose_____

Snack

Blood Glucose_____   Insulin Dose_____

___/___/___   # Daily Meal Tracker

Fasting Blood Glucose_____

Breakfast

Blood Glucose_____   Insulin Dose_____

Lunch

Blood Glucose_____   Insulin Dose_____

Dinner

Blood Glucose_____   Insulin Dose_____

Snack

Blood Glucose_____   Insulin Dose_____

__/__/____

Daily Meal Tracker

Fasting Blood Glucose_____

Breakfast

Blood Glucose____   Insulin Dose____

Lunch

Blood Glucose____   Insulin Dose____

Dinner

Blood Glucose____   Insulin Dose____

Snack

Blood Glucose____   Insulin Dose____

___/___/___   # Daily Meal Tracker

Fasting Blood Glucose_____

Breakfast

Blood Glucose_____   Insulin Dose_____

Lunch

Blood Glucose_____   Insulin Dose_____

Dinner

Blood Glucose_____   Insulin Dose_____

Snack

Blood Glucose_____   Insulin Dose_____

___/___/___ # Daily Meal Tracker

Fasting Blood Glucose_____

Breakfast

Blood Glucose_____   Insulin Dose_____

Lunch

Blood Glucose_____   Insulin Dose_____

Dinner

Blood Glucose_____   Insulin Dose_____

Snack

Blood Glucose_____   Insulin Dose_____

Notes

Week of:

WEEKLY MEDICINE TRACKER

MEDICINE	S	M	T	W	TH	F	S
_____	○	○	○	○	○	○	○
_____	○	○	○	○	○	○	○
_____	○	○	○	○	○	○	○
_____	○	○	○	○	○	○	○
_____	○	○	○	○	○	○	○
_____	○	○	○	○	○	○	○
_____	○	○	○	○	○	○	○
_____	○	○	○	○	○	○	○
_____	○	○	○	○	○	○	○
_____	○	○	○	○	○	○	○
_____	○	○	○	○	○	○	○
_____	○	○	○	○	○	○	○

SPECIAL NOTES:

Notes

Healthy Habit Tracker

Day													
1													
2													
3													
4													
5													
6													
7													
8													
9													
10													
11													
12													
13													
14													
15													
16													
17													
18													
19													
20													
21													
22													
23													
24													
25													
26													
27													
28													
29													
30													
31													

Notes

Weekly Meal Planner

	Breakfast	Lunch	Dinner
Monday			
Tuesday			
Wednesday			
Thursday			
Friday			
Saturday			

Weekly Grocery Shopping List

Weekly Servings Tracker

Eat Your Fruit

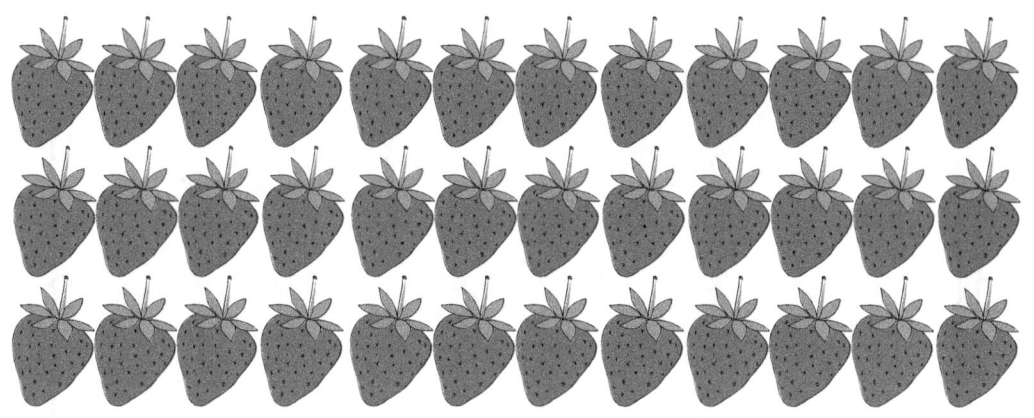

Eat Your Veggies

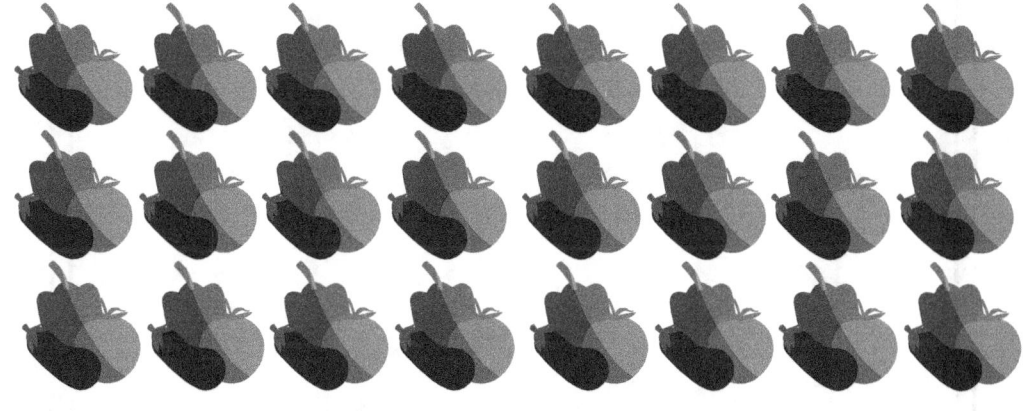

Drink Your Water

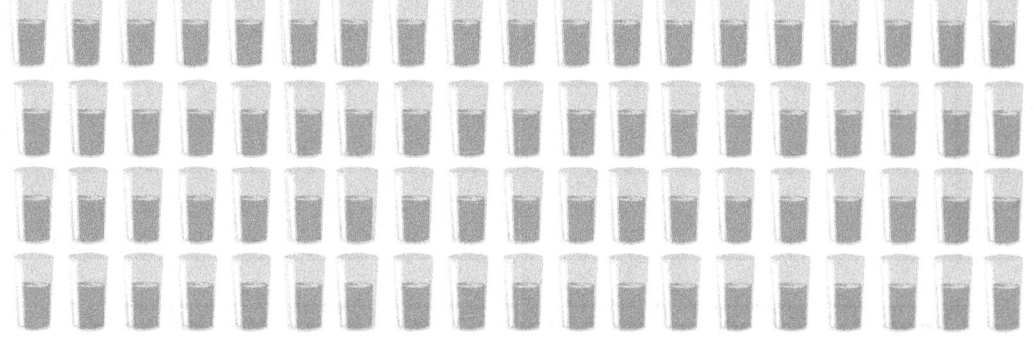

Notes

___/___/___   # Daily Meal Tracker

Fasting Blood Glucose_____

Breakfast

Blood Glucose_____   Insulin Dose_____

Lunch

Blood Glucose_____   Insulin Dose_____

Dinner

Blood Glucose_____   Insulin Dose_____

Snack

Blood Glucose_____   Insulin Dose_____

__ / __ / ___   # Daily Meal Tracker
Fasting Blood Glucose____

Breakfast

Blood Glucose____   Insulin Dose____

Lunch

Blood Glucose____   Insulin Dose____

Dinner

Blood Glucose____   Insulin Dose____

Snack

Blood Glucose____   Insulin Dose____

___/___/____   # Daily Meal Tracker

Fasting Blood Glucose_____

Breakfast

Blood Glucose____   Insulin Dose____

Lunch

Blood Glucose____   Insulin Dose____

Dinner

Blood Glucose____   Insulin Dose____

Snack

Blood Glucose____   Insulin Dose____

__/__/____

Daily Meal Tracker

Fasting Blood Glucose_____

Breakfast

Blood Glucose____   Insulin Dose____

Lunch

Blood Glucose____   Insulin Dose____

Dinner

Blood Glucose____   Insulin Dose____

Snack

Blood Glucose____   Insulin Dose____

___/___/___   # Daily Meal Tracker

Fasting Blood Glucose_____

Breakfast

Blood Glucose____   Insulin Dose____

Lunch

Blood Glucose____   Insulin Dose____

Dinner

Blood Glucose____   Insulin Dose____

Snack

Blood Glucose____   Insulin Dose____

___/___/____   # Daily Meal Tracker

Fasting Blood Glucose_____

Breakfast

Blood Glucose____   Insulin Dose____

Lunch

Blood Glucose____   Insulin Dose____

Dinner

Blood Glucose____   Insulin Dose____

Snack

Blood Glucose____   Insulin Dose____

___/___/___   # Daily Meal Tracker

Fasting Blood Glucose_____

Breakfast

Blood Glucose_____   Insulin Dose_____

Lunch

Blood Glucose_____   Insulin Dose_____

Dinner

Blood Glucose_____   Insulin Dose_____

Snack

Blood Glucose_____   Insulin Dose_____

Notes

Week of:

WEEKLY MEDICINE TRACKER

MEDICINE	S	M	T	W	TH	F	S
_____	○	○	○	○	○	○	○
_____	○	○	○	○	○	○	○
_____	○	○	○	○	○	○	○
_____	○	○	○	○	○	○	○
_____	○	○	○	○	○	○	○
_____	○	○	○	○	○	○	○
_____	○	○	○	○	○	○	○
_____	○	○	○	○	○	○	○
_____	○	○	○	○	○	○	○
_____	○	○	○	○	○	○	○
_____	○	○	○	○	○	○	○
_____	○	○	○	○	○	○	○

SPECIAL NOTES:

Notes

Weekly Meal Planner

	Breakfast	Lunch	Dinner
Monday			
Tuesday			
Wednesday			
Thursday			
Friday			
Saturday			

Weekly Grocery Shopping List

☐ _____	☐ _____
☐ _____	☐ _____
☐ _____	☐ _____
☐ _____	☐ _____
☐ _____	☐ _____
☐ _____	☐ _____
☐ _____	☐ _____
☐ _____	☐ _____
☐ _____	☐ _____
☐ _____	☐ _____
☐ _____	☐ _____
☐ _____	☐ _____
☐ _____	☐ _____
☐ _____	☐ _____
☐ _____	☐ _____
☐ _____	☐ _____
☐ _____	☐ _____
☐ _____	☐ _____
☐ _____	☐ _____

Weekly Servings Tracker

Eat Your Fruit

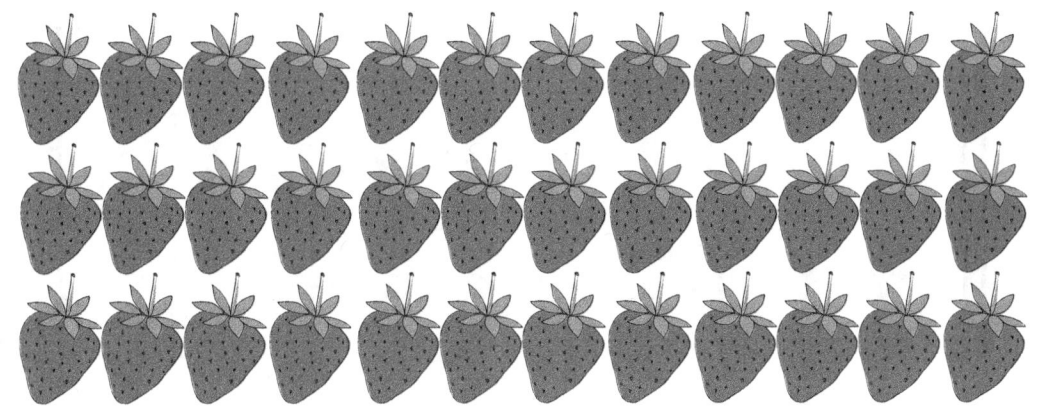

Eat Your Veggies

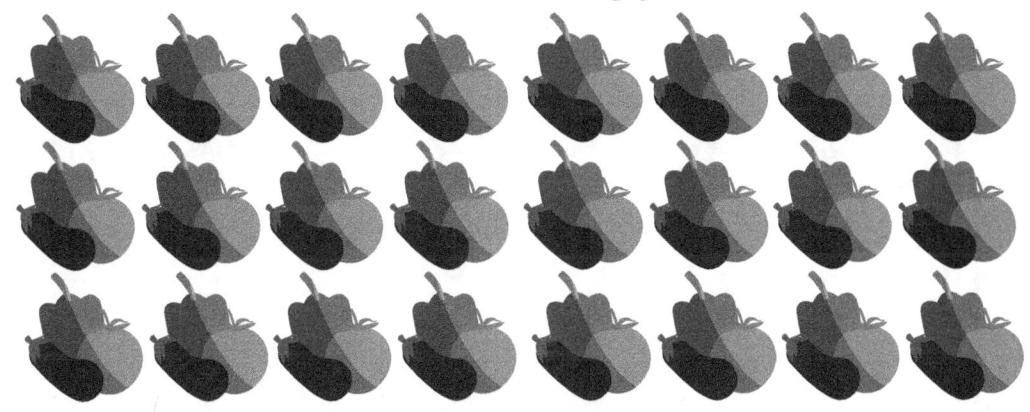

Drink Your Water

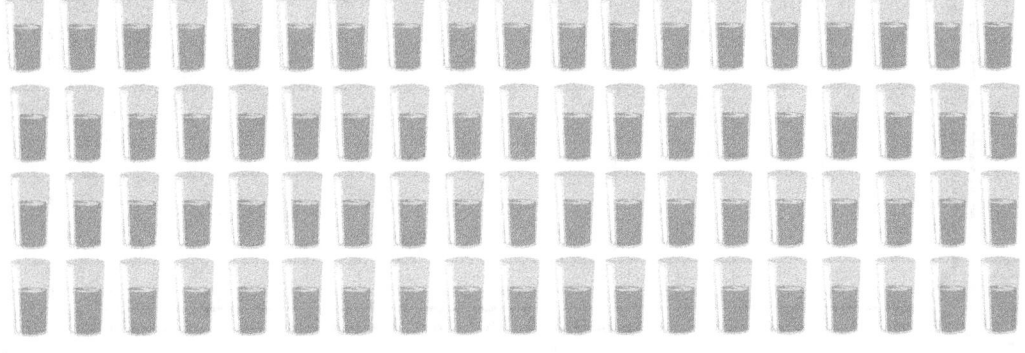

Notes

___/___/___   # Daily Meal Tracker

Fasting Blood Glucose_____

Breakfast

Blood Glucose_____   Insulin Dose_____

Lunch

Blood Glucose_____   Insulin Dose_____

Dinner

Blood Glucose_____   Insulin Dose_____

Snack

Blood Glucose_____   Insulin Dose_____

___/___/_____

Daily Meal Tracker

Fasting Blood Glucose_____

Breakfast

Blood Glucose_____   Insulin Dose_____

Lunch

Blood Glucose_____   Insulin Dose_____

Dinner

Blood Glucose_____   Insulin Dose_____

Snack

Blood Glucose_____   Insulin Dose_____

___/___/___   # Daily Meal Tracker

Fasting Blood Glucose_____

Breakfast

Blood Glucose_____   Insulin Dose_____

Lunch

Blood Glucose_____   Insulin Dose_____

Dinner

Blood Glucose_____   Insulin Dose_____

Snack

Blood Glucose_____   Insulin Dose_____

___/___/___ # Daily Meal Tracker

Fasting Blood Glucose_____

Breakfast

Blood Glucose_____   Insulin Dose_____

Lunch

Blood Glucose_____   Insulin Dose_____

Dinner

Blood Glucose_____   Insulin Dose_____

Snack

Blood Glucose_____   Insulin Dose_____

__/__/___

Daily Meal Tracker

Fasting Blood Glucose_____

Breakfast

Blood Glucose____   Insulin Dose____

Lunch

Blood Glucose____   Insulin Dose____

Dinner

Blood Glucose____   Insulin Dose____

Snack

Blood Glucose____   Insulin Dose____

___/___/___   # Daily Meal Tracker

Fasting Blood Glucose_____

Breakfast

Blood Glucose____   Insulin Dose____

Lunch

Blood Glucose____   Insulin Dose____

Dinner

Blood Glucose____   Insulin Dose____

Snack

Blood Glucose____   Insulin Dose____

___/___/___ # Daily Meal Tracker

Fasting Blood Glucose_____

Breakfast

Blood Glucose____   Insulin Dose____

Lunch

Blood Glucose____   Insulin Dose____

Dinner

Blood Glucose____   Insulin Dose____

Snack

Blood Glucose____   Insulin Dose____

Notes

Week of:

WEEKLY MEDICINE TRACKER

MEDICINE	S	M	T	W	TH	F	S
_____	○	○	○	○	○	○	○
_____	○	○	○	○	○	○	○
_____	○	○	○	○	○	○	○
_____	○	○	○	○	○	○	○
_____	○	○	○	○	○	○	○
_____	○	○	○	○	○	○	○
_____	○	○	○	○	○	○	○
_____	○	○	○	○	○	○	○
_____	○	○	○	○	○	○	○
_____	○	○	○	○	○	○	○
_____	○	○	○	○	○	○	○
_____	○	○	○	○	○	○	○

SPECIAL NOTES:

Notes

Weekly Meal Planner

	Breakfast	Lunch	Dinner
Monday			
Tuesday			
Wednesday			
Thursday			
Friday			
Saturday			

Weekly Grocery Shopping List

Weekly Servings Tracker

Eat Your Fruit

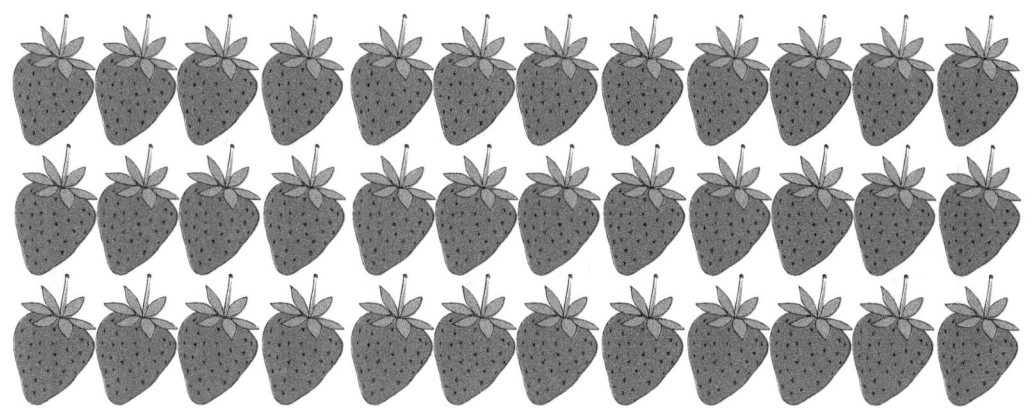

Eat Your Veggies

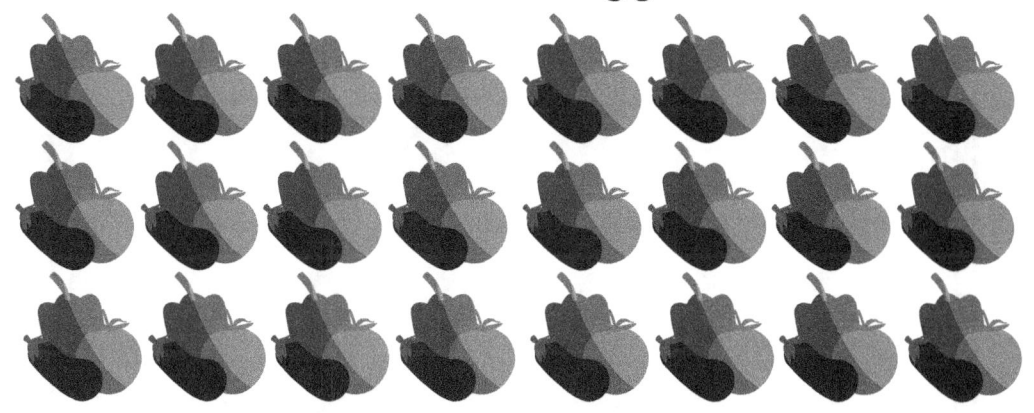

Drink Your Water

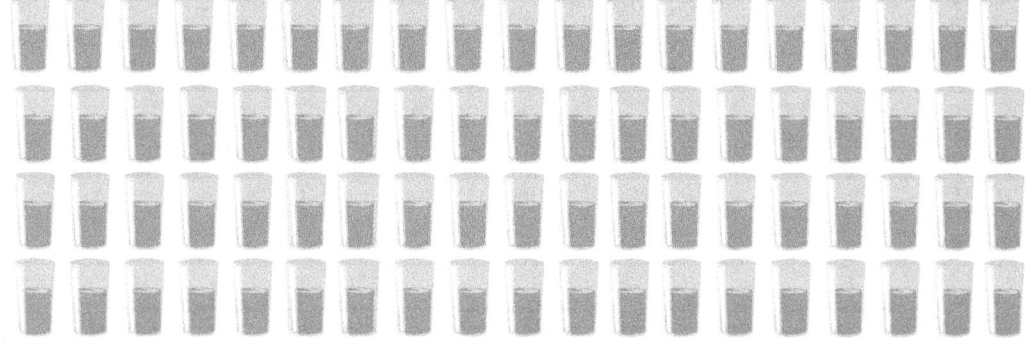

Notes

___/___/____   # Daily Meal Tracker

Fasting Blood Glucose_____

Breakfast

Blood Glucose_____   Insulin Dose_____

Lunch

Blood Glucose_____   Insulin Dose_____

Dinner

Blood Glucose_____   Insulin Dose_____

Snack

Blood Glucose_____   Insulin Dose_____

___/___/____   # Daily Meal Tracker

Fasting Blood Glucose_____

Breakfast

Blood Glucose____   Insulin Dose____

Lunch

Blood Glucose____   Insulin Dose____

Dinner

Blood Glucose____   Insulin Dose____

Snack

Blood Glucose____   Insulin Dose____

__/__/___

Daily Meal Tracker

Fasting Blood Glucose_____

Breakfast

Blood Glucose____   Insulin Dose____

Lunch

Blood Glucose____   Insulin Dose____

Dinner

Blood Glucose____   Insulin Dose____

Snack

Blood Glucose____   Insulin Dose____

___/___/___

Daily Meal Tracker

Fasting Blood Glucose_____

Breakfast

Blood Glucose_____   Insulin Dose_____

Lunch

Blood Glucose_____   Insulin Dose_____

Dinner

Blood Glucose_____   Insulin Dose_____

Snack

Blood Glucose_____   Insulin Dose_____

___/___/___   # Daily Meal Tracker
Fasting Blood Glucose_____

Breakfast

Blood Glucose_____   Insulin Dose_____

Lunch

Blood Glucose_____   Insulin Dose_____

Dinner

Blood Glucose_____   Insulin Dose_____

Snack

Blood Glucose_____   Insulin Dose_____

___/___/____   # Daily Meal Tracker

Fasting Blood Glucose_____

Breakfast

Blood Glucose_____   Insulin Dose_____

Lunch

Blood Glucose_____   Insulin Dose_____

Dinner

Blood Glucose_____   Insulin Dose_____

Snack

Blood Glucose_____   Insulin Dose_____

___/___/___   # Daily Meal Tracker

Fasting Blood Glucose_____

Breakfast

Blood Glucose_____   Insulin Dose_____

Lunch

Blood Glucose_____   Insulin Dose_____

Dinner

Blood Glucose_____   Insulin Dose_____

Snack

Blood Glucose_____   Insulin Dose_____

Notes

Week of:

WEEKLY MEDICINE TRACKER

MEDICINE	S	M	T	W	TH	F	S
_____	○	○	○	○	○	○	○
_____	○	○	○	○	○	○	○
_____	○	○	○	○	○	○	○
_____	○	○	○	○	○	○	○
_____	○	○	○	○	○	○	○
_____	○	○	○	○	○	○	○
_____	○	○	○	○	○	○	○
_____	○	○	○	○	○	○	○
_____	○	○	○	○	○	○	○
_____	○	○	○	○	○	○	○
_____	○	○	○	○	○	○	○
_____	○	○	○	○	○	○	○

SPECIAL NOTES:

Notes

Weekly Meal Planner

	Breakfast	Lunch	Dinner
Monday			
Tuesday			
Wednesday			
Thursday			
Friday			
Saturday			

Weekly Grocery Shopping List

Weekly Servings Tracker

Eat Your Fruit

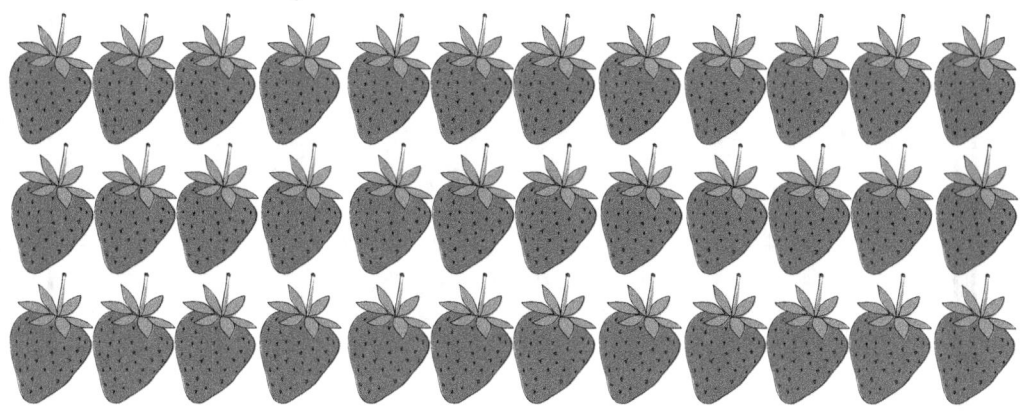

Eat Your Veggies

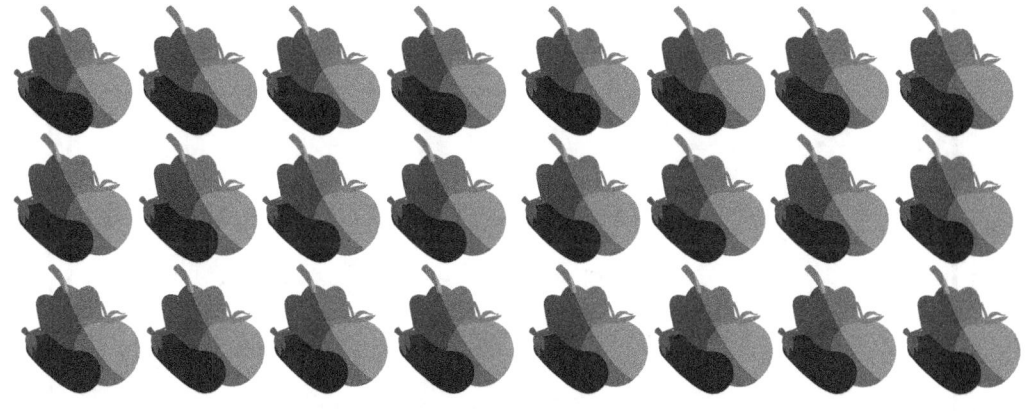

Drink Your Water

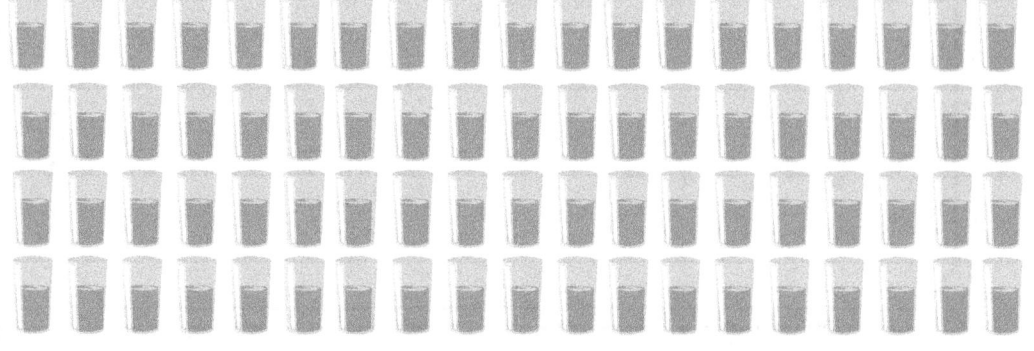

Notes

___/___/___   # Daily Meal Tracker

Fasting Blood Glucose_____

Breakfast

Blood Glucose_____   Insulin Dose_____

Lunch

Blood Glucose_____   Insulin Dose_____

Dinner

Blood Glucose_____   Insulin Dose_____

Snack

Blood Glucose_____   Insulin Dose_____

___/___/___

Daily Meal Tracker

Fasting Blood Glucose_____

Breakfast

Blood Glucose_____   Insulin Dose_____

Lunch

Blood Glucose_____   Insulin Dose_____

Dinner

Blood Glucose_____   Insulin Dose_____

Snack

Blood Glucose_____   Insulin Dose_____

___/___/___ # Daily Meal Tracker

Fasting Blood Glucose_____

Breakfast

Blood Glucose_____   Insulin Dose_____

Lunch

Blood Glucose_____   Insulin Dose_____

Dinner

Blood Glucose_____   Insulin Dose_____

Snack

Blood Glucose_____   Insulin Dose_____

___/___/___   # Daily Meal Tracker

Fasting Blood Glucose_____

Breakfast

Blood Glucose_____   Insulin Dose_____

Lunch

Blood Glucose_____   Insulin Dose_____

Dinner

Blood Glucose_____   Insulin Dose_____

Snack

Blood Glucose_____   Insulin Dose_____

__/ __/ ____

Daily Meal Tracker

Fasting Blood Glucose_____

Breakfast

Blood Glucose____   Insulin Dose____

Lunch

Blood Glucose____   Insulin Dose____

Dinner

Blood Glucose____   Insulin Dose____

Snack

Blood Glucose____   Insulin Dose____

__/__/____   # Daily Meal Tracker

Fasting Blood Glucose____

Breakfast

Blood Glucose____   Insulin Dose____

Lunch

Blood Glucose____   Insulin Dose____

Dinner

Blood Glucose____   Insulin Dose____

Snack

Blood Glucose____   Insulin Dose____

___/___/_____

Daily Meal Tracker

Fasting Blood Glucose_____

Breakfast

Blood Glucose_____   Insulin Dose_____

Lunch

Blood Glucose_____   Insulin Dose_____

Dinner

Blood Glucose_____   Insulin Dose_____

Snack

Blood Glucose_____   Insulin Dose_____

Notes

Week of:

WEEKLY MEDICINE TRACKER

MEDICINE	S	M	T	W	TH	F	S
_____	○	○	○	○	○	○	○
_____	○	○	○	○	○	○	○
_____	○	○	○	○	○	○	○
_____	○	○	○	○	○	○	○
_____	○	○	○	○	○	○	○
_____	○	○	○	○	○	○	○
_____	○	○	○	○	○	○	○
_____	○	○	○	○	○	○	○
_____	○	○	○	○	○	○	○
_____	○	○	○	○	○	○	○
_____	○	○	○	○	○	○	○
_____	○	○	○	○	○	○	○

SPECIAL NOTES:

Notes

Healthy Habit Tracker

Day													
1													
2													
3													
4													
5													
6													
7													
8													
9													
10													
11													
12													
13													
14													
15													
16													
17													
18													
19													
20													
21													
22													
23													
24													
25													
26													
27													
28													
29													
30													
31													

Notes

Weekly Meal Planner

	Breakfast	Lunch	Dinner
Monday			
Tuesday			
Wednesday			
Thursday			
Friday			
Saturday			

Weekly Grocery Shopping List

Weekly Servings Tracker

Eat Your Fruit

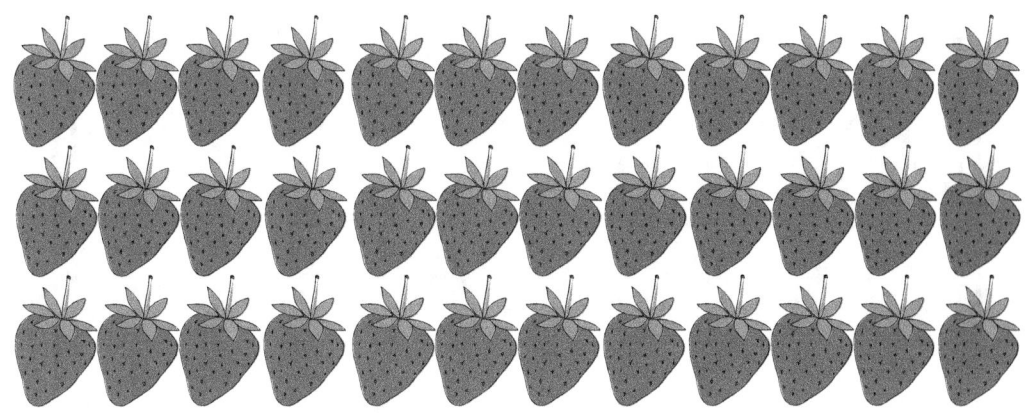

Eat Your Veggies

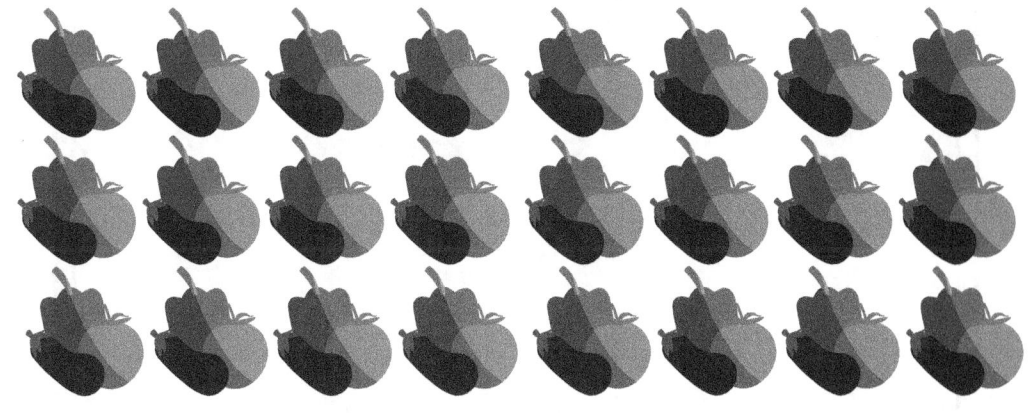

Drink Your Water

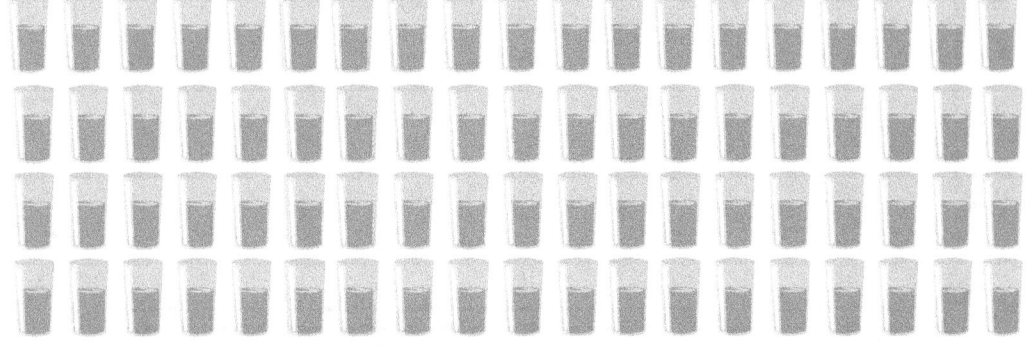

Notes

__/__/___

Daily Meal Tracker

Fasting Blood Glucose_____

Breakfast

Blood Glucose____   Insulin Dose____

Lunch

Blood Glucose____   Insulin Dose____

Dinner

Blood Glucose____   Insulin Dose____

Snack

Blood Glucose____   Insulin Dose____

___/___/_____

Daily Meal Tracker

Fasting Blood Glucose_____

Breakfast

Blood Glucose____   Insulin Dose____

Lunch

Blood Glucose____   Insulin Dose____

Dinner

Blood Glucose____   Insulin Dose____

Snack

Blood Glucose____   Insulin Dose____

___/___/___

Daily Meal Tracker

Fasting Blood Glucose_____

Breakfast

Blood Glucose_____   Insulin Dose_____

Lunch

Blood Glucose_____   Insulin Dose_____

Dinner

Blood Glucose_____   Insulin Dose_____

Snack

Blood Glucose_____   Insulin Dose_____

___/___/____   # Daily Meal Tracker

Fasting Blood Glucose_____

Breakfast

Blood Glucose_____   Insulin Dose_____

Lunch

Blood Glucose_____   Insulin Dose_____

Dinner

Blood Glucose_____   Insulin Dose_____

Snack

Blood Glucose_____   Insulin Dose_____

___/___/___

Daily Meal Tracker

Fasting Blood Glucose_____

Breakfast

Blood Glucose_____   Insulin Dose_____

Lunch

Blood Glucose_____   Insulin Dose_____

Dinner

Blood Glucose_____   Insulin Dose_____

Snack

Blood Glucose_____   Insulin Dose_____

___/___/___   # Daily Meal Tracker

Fasting Blood Glucose_____

Breakfast

Blood Glucose_____   Insulin Dose_____

Lunch

Blood Glucose_____   Insulin Dose_____

Dinner

Blood Glucose_____   Insulin Dose_____

Snack

Blood Glucose_____   Insulin Dose_____

___/___/____

Daily Meal Tracker

Fasting Blood Glucose_____

Breakfast

Blood Glucose_____   Insulin Dose_____

Lunch

Blood Glucose_____   Insulin Dose_____

Dinner

Blood Glucose_____   Insulin Dose_____

Snack

Blood Glucose_____   Insulin Dose_____

Notes

Week of:

WEEKLY MEDICINE TRACKER

MEDICINE	S	M	T	W	TH	F	S
_____	○	○	○	○	○	○	○
_____	○	○	○	○	○	○	○
_____	○	○	○	○	○	○	○
_____	○	○	○	○	○	○	○
_____	○	○	○	○	○	○	○
_____	○	○	○	○	○	○	○
_____	○	○	○	○	○	○	○
_____	○	○	○	○	○	○	○
_____	○	○	○	○	○	○	○
_____	○	○	○	○	○	○	○
_____	○	○	○	○	○	○	○
_____	○	○	○	○	○	○	○

SPECIAL NOTES:

Notes

Weekly Meal Planner

	Breakfast	Lunch	Dinner
Monday			
Tuesday			
Wednesday			
Thursday			
Friday			
Saturday			

Weekly Grocery Shopping List

Weekly Servings Tracker

Eat Your Fruit

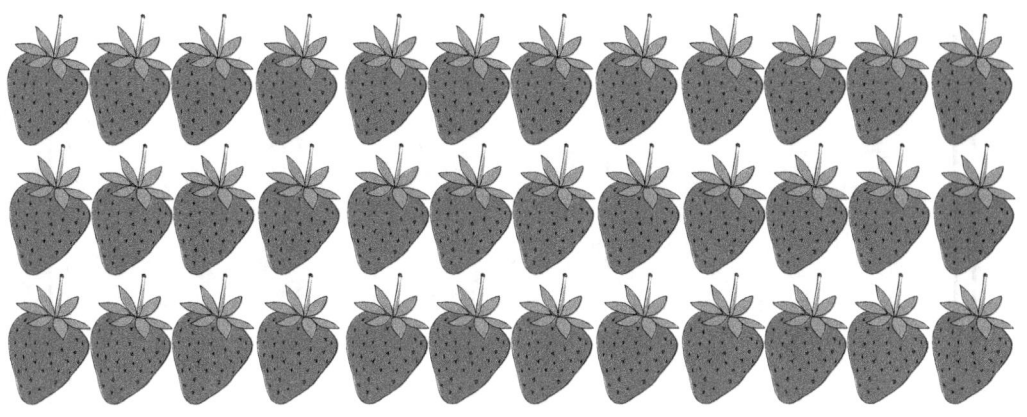

Eat Your Veggies

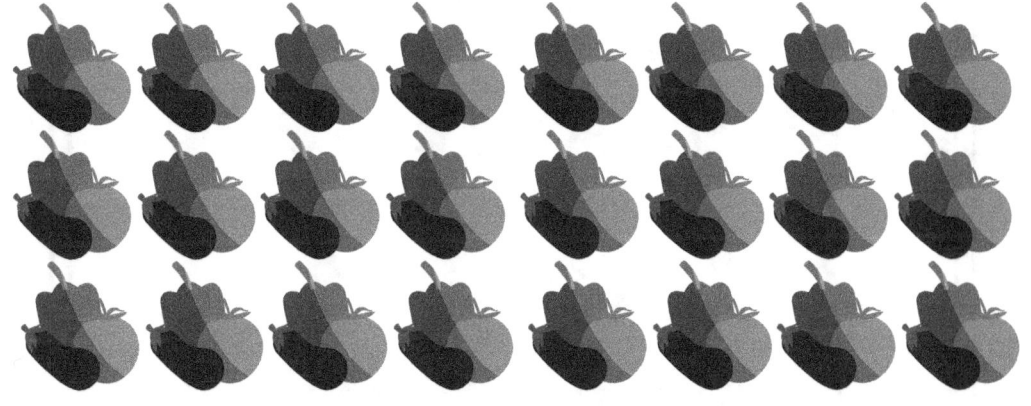

Drink Your Water

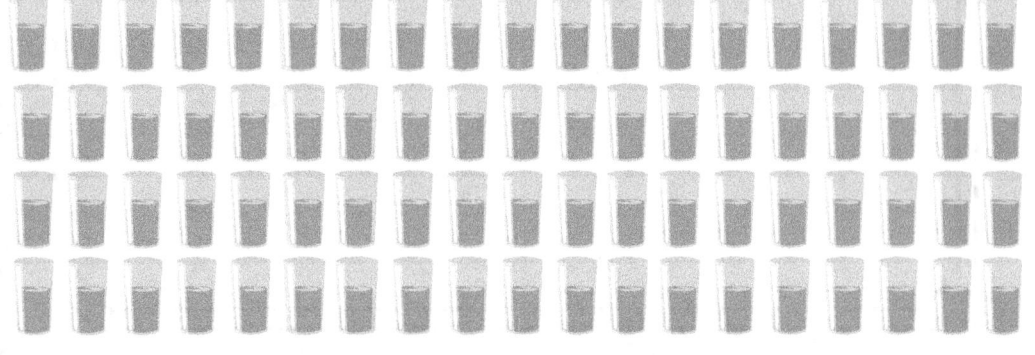

Notes

__/__/____

Daily Meal Tracker

Fasting Blood Glucose_____

Breakfast

Blood Glucose_____

Insulin Dose____

Lunch

Blood Glucose_____

Insulin Dose____

Dinner

Blood Glucose_____

Insulin Dose____

Snack

Blood Glucose_____

Insulin Dose____

___/___/___

Daily Meal Tracker

Fasting Blood Glucose_____

Breakfast

Blood Glucose_____   Insulin Dose_____

Lunch

Blood Glucose_____   Insulin Dose_____

Dinner

Blood Glucose_____   Insulin Dose_____

Snack

Blood Glucose_____   Insulin Dose_____

___/___/___   # Daily Meal Tracker

Fasting Blood Glucose_____

Breakfast

Blood Glucose_____   Insulin Dose_____

Lunch

Blood Glucose_____   Insulin Dose_____

Dinner

Blood Glucose_____   Insulin Dose_____

Snack

Blood Glucose_____   Insulin Dose_____

___/___/___   # Daily Meal Tracker

Fasting Blood Glucose_____

Breakfast

Blood Glucose_____   Insulin Dose_____

Lunch

Blood Glucose_____   Insulin Dose_____

Dinner

Blood Glucose_____   Insulin Dose_____

Snack

Blood Glucose_____   Insulin Dose_____

___/___/_____

Daily Meal Tracker

Fasting Blood Glucose_____

Breakfast

Blood Glucose_____   Insulin Dose_____

Lunch

Blood Glucose_____   Insulin Dose_____

Dinner

Blood Glucose_____   Insulin Dose_____

Snack

Blood Glucose_____   Insulin Dose_____

___/___/___ # Daily Meal Tracker

Fasting Blood Glucose_____

Breakfast

Blood Glucose_____   Insulin Dose_____

Lunch

Blood Glucose_____   Insulin Dose_____

Dinner

Blood Glucose_____   Insulin Dose_____

Snack

Blood Glucose_____   Insulin Dose_____

__/__/____

Daily Meal Tracker

Fasting Blood Glucose_____

Breakfast

Blood Glucose_____   Insulin Dose_____

Lunch

Blood Glucose_____   Insulin Dose_____

Dinner

Blood Glucose_____   Insulin Dose_____

Snack

Blood Glucose_____   Insulin Dose_____

Notes

Week of:

WEEKLY MEDICINE TRACKER

MEDICINE	S	M	T	W	TH	F	S
_____	◯	◯	◯	◯	◯	◯	◯
_____	◯	◯	◯	◯	◯	◯	◯
_____	◯	◯	◯	◯	◯	◯	◯
_____	◯	◯	◯	◯	◯	◯	◯
_____	◯	◯	◯	◯	◯	◯	◯
_____	◯	◯	◯	◯	◯	◯	◯
_____	◯	◯	◯	◯	◯	◯	◯
_____	◯	◯	◯	◯	◯	◯	◯
_____	◯	◯	◯	◯	◯	◯	◯
_____	◯	◯	◯	◯	◯	◯	◯
_____	◯	◯	◯	◯	◯	◯	◯
_____	◯	◯	◯	◯	◯	◯	◯

SPECIAL NOTES:

Notes

Weekly Meal Planner

	Breakfast	Lunch	Dinner
Monday			
Tuesday			
Wednesday			
Thursday			
Friday			
Saturday			

Weekly Grocery Shopping List

Weekly Servings Tracker

Eat Your Fruit

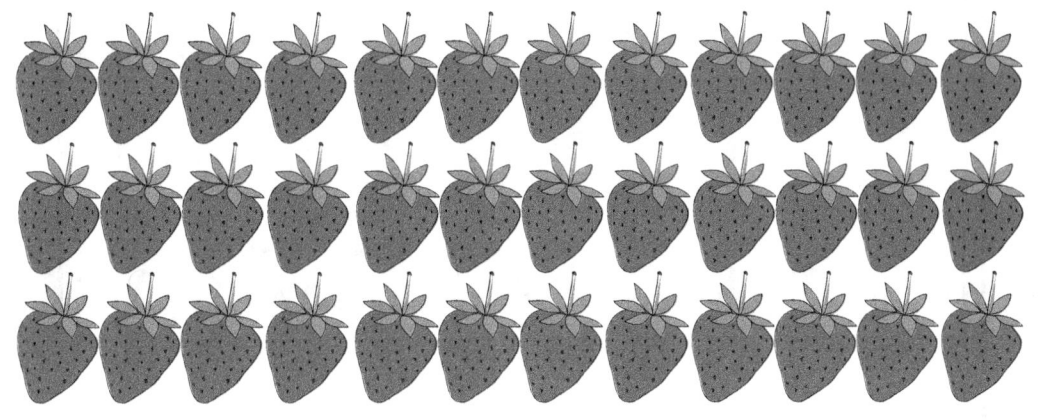

Eat Your Veggies

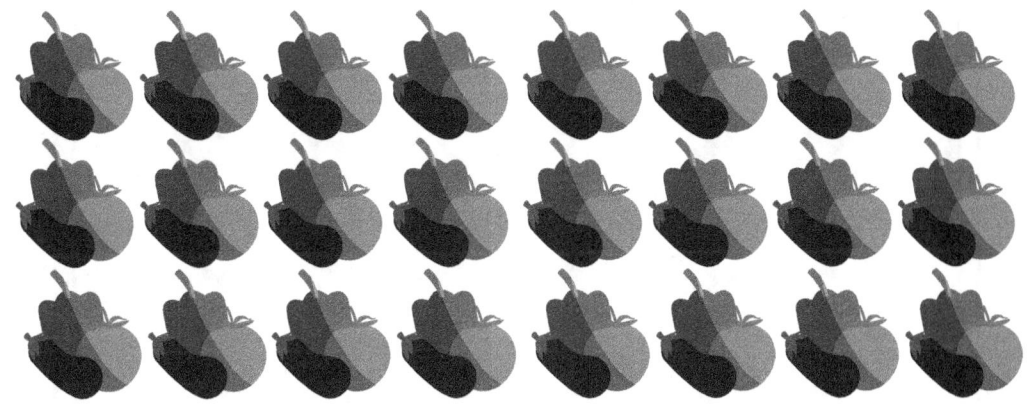

Drink Your Water

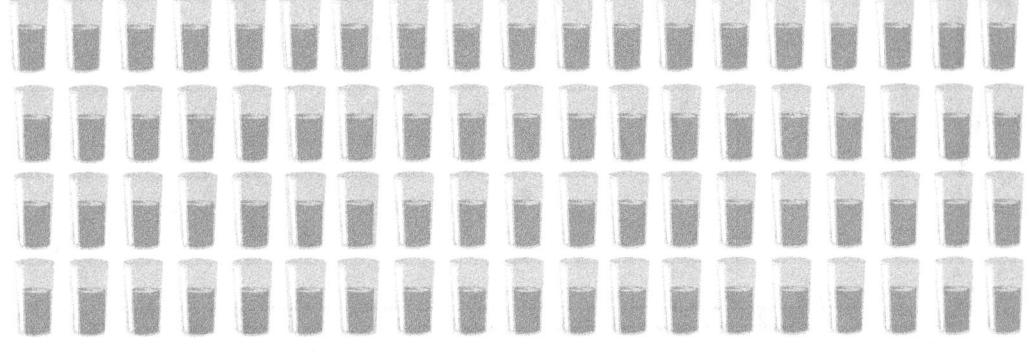

Notes

___/___/____

Daily Meal Tracker

Fasting Blood Glucose_____

Breakfast

Blood Glucose____   Insulin Dose____

Lunch

Blood Glucose____   Insulin Dose____

Dinner

Blood Glucose____   Insulin Dose____

Snack

Blood Glucose____   Insulin Dose____

__/__/___

Daily Meal Tracker

Fasting Blood Glucose_____

Breakfast

Blood Glucose____   Insulin Dose____

Lunch

Blood Glucose____   Insulin Dose____

Dinner

Blood Glucose____   Insulin Dose____

Snack

Blood Glucose____   Insulin Dose____

___/___/___

Daily Meal Tracker

Fasting Blood Glucose_____

Breakfast

Blood Glucose_____ Insulin Dose_____

Lunch

Blood Glucose_____ Insulin Dose_____

Dinner

Blood Glucose_____ Insulin Dose_____

Snack

Blood Glucose_____ Insulin Dose_____

___/___/___ # Daily Meal Tracker

Fasting Blood Glucose_____

Breakfast

Blood Glucose____   Insulin Dose____

Lunch

Blood Glucose____   Insulin Dose____

Dinner

Blood Glucose____   Insulin Dose____

Snack

Blood Glucose____   Insulin Dose____

___/___/___   # Daily Meal Tracker

Fasting Blood Glucose_____

Breakfast

Blood Glucose_____   Insulin Dose_____

Lunch

Blood Glucose_____   Insulin Dose_____

Dinner

Blood Glucose_____   Insulin Dose_____

Snack

Blood Glucose_____   Insulin Dose_____

___/___/_____

Daily Meal Tracker

Fasting Blood Glucose_____

Breakfast

Blood Glucose_____   Insulin Dose_____

Lunch

Blood Glucose_____   Insulin Dose_____

Dinner

Blood Glucose_____   Insulin Dose_____

Snack

Blood Glucose_____   Insulin Dose_____

___/___/___

Daily Meal Tracker

Fasting Blood Glucose_____

Breakfast

Blood Glucose_____   Insulin Dose_____

Lunch

Blood Glucose_____   Insulin Dose_____

Dinner

Blood Glucose_____   Insulin Dose_____

Snack

Blood Glucose_____   Insulin Dose_____

Notes

Week of:

WEEKLY MEDICINE TRACKER

MEDICINE	S	M	T	W	TH	F	S
_____	○	○	○	○	○	○	○
_____	○	○	○	○	○	○	○
_____	○	○	○	○	○	○	○
_____	○	○	○	○	○	○	○
_____	○	○	○	○	○	○	○
_____	○	○	○	○	○	○	○
_____	○	○	○	○	○	○	○
_____	○	○	○	○	○	○	○
_____	○	○	○	○	○	○	○
_____	○	○	○	○	○	○	○
_____	○	○	○	○	○	○	○
_____	○	○	○	○	○	○	○

SPECIAL NOTES:

Notes

Weekly Meal Planner

	Breakfast	Lunch	Dinner
Monday			
Tuesday			
Wednesday			
Thursday			
Friday			
Saturday			

Weekly Grocery Shopping List

Weekly Servings Tracker

Eat Your Fruit

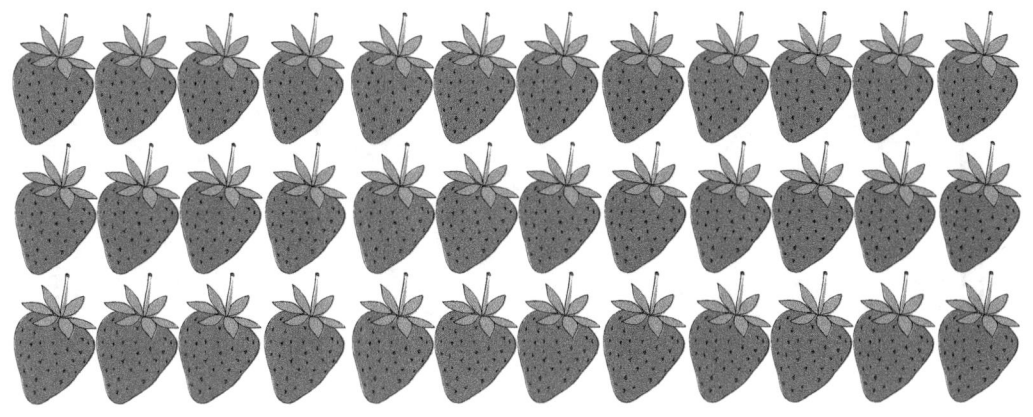

Eat Your Veggies

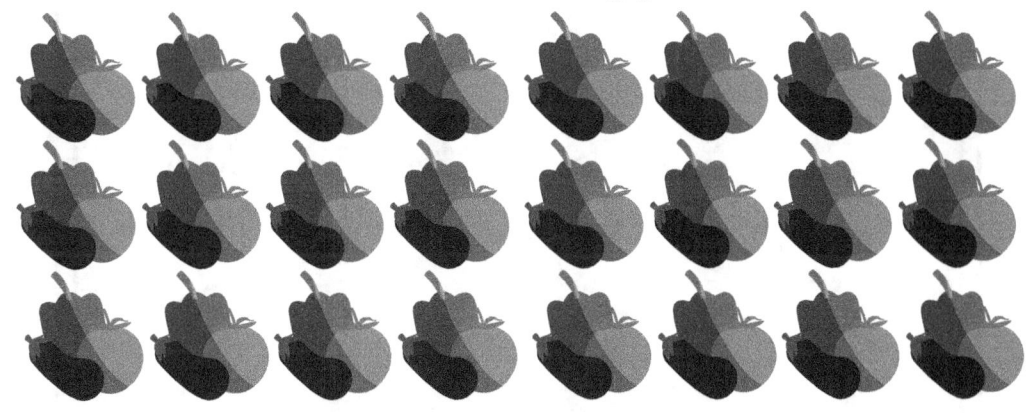

Drink Your Water

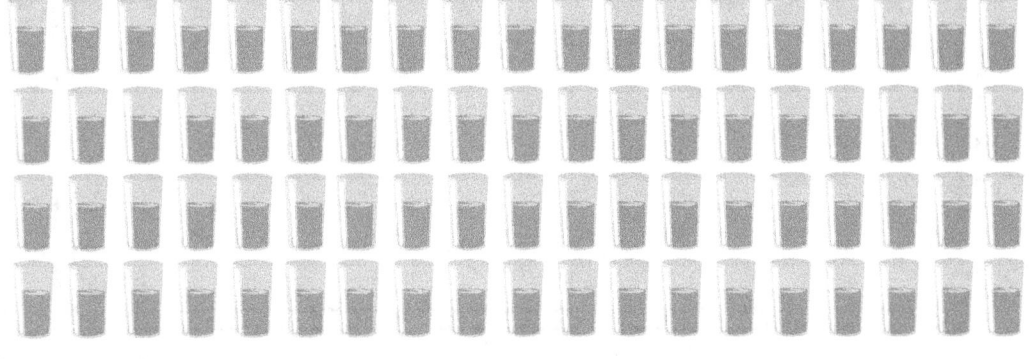

Notes

___/___/____   # Daily Meal Tracker

Fasting Blood Glucose_____

Breakfast

Blood Glucose_____   Insulin Dose_____

Lunch

Blood Glucose_____   Insulin Dose_____

Dinner

Blood Glucose_____   Insulin Dose_____

Snack

Blood Glucose_____   Insulin Dose_____

___/___/___

Daily Meal Tracker

Fasting Blood Glucose_____

Breakfast

Blood Glucose_____   Insulin Dose_____

Lunch

Blood Glucose_____   Insulin Dose_____

Dinner

Blood Glucose_____   Insulin Dose_____

Snack

Blood Glucose_____   Insulin Dose_____

___/___/___ # Daily Meal Tracker

Fasting Blood Glucose_____

Breakfast

Blood Glucose_____   Insulin Dose_____

Lunch

Blood Glucose_____   Insulin Dose_____

Dinner

Blood Glucose_____   Insulin Dose_____

Snack

Blood Glucose_____   Insulin Dose_____

___/___/___

Daily Meal Tracker

Fasting Blood Glucose_____

Breakfast

Blood Glucose_____   Insulin Dose_____

Lunch

Blood Glucose_____   Insulin Dose_____

Dinner

Blood Glucose_____   Insulin Dose_____

Snack

Blood Glucose_____   Insulin Dose_____

___/___/___

Daily Meal Tracker

Fasting Blood Glucose_____

Breakfast

Blood Glucose_____   Insulin Dose_____

Lunch

Blood Glucose_____   Insulin Dose_____

Dinner

Blood Glucose_____   Insulin Dose_____

Snack

Blood Glucose_____   Insulin Dose_____

__/__/___

Daily Meal Tracker

Fasting Blood Glucose_____

Breakfast

Blood Glucose____ Insulin Dose____

Lunch

Blood Glucose____ Insulin Dose____

Dinner

Blood Glucose____ Insulin Dose____

Snack

Blood Glucose____ Insulin Dose____

___/___/___ # Daily Meal Tracker

Fasting Blood Glucose_____

Breakfast

Blood Glucose_____   Insulin Dose_____

Lunch

Blood Glucose_____   Insulin Dose_____

Dinner

Blood Glucose_____   Insulin Dose_____

Snack

Blood Glucose_____   Insulin Dose_____

www.ingramcontent.com/pod-product-compliance
Lightning Source LLC
Chambersburg PA
CBHW072046230526
45468CB00019B/266